AF587000

Dr Raphaël BLANCHARD

*Professeur à la Faculté de Médecine*
*Membre de l'Académie de Médecine*
*Président de la Société française d'Histoire de la Médecine*

# Les Maladies Vénériennes dans l'Art



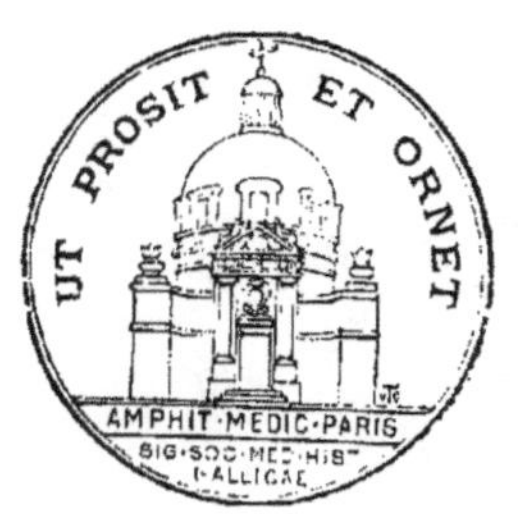


*EXTRAIT DU BULLETIN*
DE LA
**Société française d'Histoire de la Médecine**
(1903)

# Les maladies vénériennes dans l'art [1]

Dans un récent travail (2), j'ai fait connaître une série de huit documents artistiques relatifs à la syphilis. Je puis aujourd'hui compléter cette étude, en y ajoutant divers documents relatifs à la blennorragie, et l'étendre ainsi à l'ensemble des maladies vénériennes.

Je reprendrai d'abord, en la complétant, l'énumération des huit documents susdits, après quoi je décrirai ceux que je mentionne pour la première fois.

1° *Prière à saint Minus contre le mal français.* — Gravure sur bois par W. Hamer de Nuremberg (1470-1480). Cabinet des estampes de Munich. Reproduit par H. Peters, *Der Arzt und die Heilkunst in der deutschen Vergangenheit*. Leipzig, E. Diederichs, grand in-8°, 1900; cf. p. 12, fig. 8.

2° *Le syphilitique.* — Estampe mesurant 251 mm. sur 97, datée de 1484 et attribuée à tort à A. Dürer ou

(1) Extrait du *Bulletin de la Société française d'Histoire de la médecine* (1903.

(2) R. Blanchard, La syphilis dans l'art. *Nouvelle Iconographie de la Salpêtrière*, XVI, pp. 266-270, pl. LIII, 1903.

à Wohlgemuth. Décrite plus longuement et reproduite dans mon précédent travail (pl. LIII).

3° *Prière à saint Denis pour la guérison du mal français.* — Image populaire publiée à Ratisbonne (?) vers 1500. Bibliothèque de la cour à Munich. — Peters, *loco citato*. p. 10, fig. 6.

4° *Emploi médical du bois de Gaïac contre le mal français.* — Gravure sur cuivre par Ph. Gallo, d'après Joh. Stradanus, vers 1570. — Peters, *loco citato*, p. 101, fig. 112.

5° *Vie de la prostituée à Venise. Histoire populaire en vers et en figures (XVIe siècle).* — Publié par le Dr Le Pileur, *La médecine anecdotique*, I, 1901, pp. 10, 43, 82, 110, 144, 182, 205, 238 et 270; cf. pp. 270 et 271. les deux dernières figures avec leur légende.

6° *L'Espaignol afflígé du mal de Naples.* — Gravure reproduite sans nom d'auteur ni indication d'origine par Cabanès, *Les indiscrétions de l'histoire*. Paris, in-18 carré, 1903; cf. p. 101.

Cette gravure est la reproduction partielle d'une grande estampe ayant pour titre : LA DEROUTE DES ESPAIGNOLS DANS LA VILLE DE NAPLES A L'ARRIVEE DE M. LE DUC DE GUISE. Elle se rapporte donc aux événements de l'année 1647, c'est-à-dire à la révolte de Masaniello contre la domination espagnole et à la prise de Naples par Henri II de Lorraine, cinquième duc de Guise.

Au premier plan, un Espagnol est renfermé dans l'étuve à fumigations, qu'il ne dépasse que de la tête; sur l'étuve, se lit l'inscription rapportée plus haut : L'ESPAIGNOL AFFLIGE DU MAL DE NAPLES. Un personnage introduit dans l'étuve les charbons ardents qui doivent réchauffer le syphilitique et le faire suer; il symbolise les Napolitains cherchant querelle aux Espagnols. A droite, un autre personnage, qui est un valet espagnol, fait chauffer des linges devant un grand feu. A gauche, un seigneur vêtu à la française examine cette scène avec curiosité; il fait usage d'une lunette de Galilée, ce qui accentue encore son air goguenard. A l'arrière-plan, le port de Naples rempli de vaisseaux, avec les forts et les montagnes avoisinants.

Au bas de la gravure se lisent les quatrains suivants, dont chacun est au-dessous du personnage correspondant :

Le François

*Considérant de loin ce* Senor *aux abois*
*Ie puis dire au malheur qui touiours laccompaigne*
Naples *ton mal a tort de ce dire françois*
*Puis que cest tout a bon qu'il afflige l'Espaigne.*

Le Napolitain

*Il y fait un peu chaud, mais il le faut souffrir.*
*C'est la le moindre effet de la concupiscence.*
*Ie te feray suer (sans vouloir te guerir)*
*Et jusques a la mort durer ta penitence.*

L'Espaignol

*Reduit au triste Estat, ou le malheur m'a mis,*
*Atteint d'vn malefice honteux et miserable.*
*l'Escume de depit, je baue, je fremis*
*Et jay peur que mon mal ne se treuue incurable.*

Le Valet esp.

*Ie fais se que ie puis sans en venir a bout*
*Ie chauffe des frotoirs, mais que sert ce remede?*
*On la desja frotte dos et ventre et partout*
*Et lon le fait suer sans que rien lui succede.*

Gravure au burin, non signée. Hauteur 320 mm., largeur 458 mm.

7° *La Pharmacie*, par P. Longhi. 1702-1785. — Ce remarquable tableau du peintre vénitien fait partie des collections de l'Académie des Beaux-Arts, à Venise (salle XIV, n° 467); il est haut de 0 m. 59 et large de 0 m. 47; il a été reproduit récemment en phototypie par L.-E. Mariani (1).

Cet auteur et H. Meige ont eu déjà l'occasion de l'étudier; ils ont voulu y voir un apothicaire examinant les dents de sa jolie cliente ou lui appliquant une pommade à la bouche. J'ai montré, dans la note déjà citée, qu'il s'agissait de toute autre chose et que la dame était atteinte de plaques muqueuses à la gorge. Ma démonstration a paru convaincante, ainsi qu'ils ont bien voulu me le dire, aux professeurs A. Fournier et P. Richer et au Dr H. Meige, qui ont tous trois une compétence si grande en une telle question. Je ne reviens pas sur les arguments énoncés par moi; j'ajoute simplement un détail qui vient confirmer ma thèse, mais dont l'importance m'avait échappé tout d'abord.

En même temps qu'elle laisse examiner sa gorge, la malade écarte sa robe et se découvre la poitrine, sans doute pour montrer la roséole dont celle-ci est couverte. Toutefois, j'ai revu cet été le tableau de Longhi et je dois dire qu'on n'y remarque aucune trace d'éruption.

Le tableau de Longhi appartient à une série de six toiles de même dimension, qui sont exposées dans la salle XIV de l'Académie des Beaux-Arts, sous les nos 464 à 469. Il y porte le titre de « *il dentista* »; les autres sont intitulés : la toilette, le maître de ballet, le maître de musique, le devin, le tailleur. Divers autres tableaux du même peintre se voient aussi dans les salles II et X du Museo civico; ils forment avec les précédents une série plus ou moins régulière.

Douze au moins de ces tableaux ont été gravés : au deuxième étage du Museo civico, à l'entrée de la salle XX, se voit un grand cadre portant le n° 35, dans

(1) *Nouvelle Iconographie de la Salpêtrière*, XVI, pl. XLVI.

lequel on a rassemblé ces 12 estampes, en exemplaires coloriés, sans marge ni légende ; l' « apothicaire » ou le « dentiste », puisque tels sont ses noms usuels, occupe la septième place, c'est-à-dire la première du second rang.

8° *Le gros lot ou les étrennes imprévues.* A Paris, chez Gault de Saint-Germain, Marché Neuf, n° 9, en la cité. — Gravure populaire, coloriée, large de 309 mm., haute de 216, sans les marges. Cette pièce fait partie de ma collection;elle date, je pense, de décembre 1818.

La scène se passe dans la rue. Deux hommes sont en présence : tous deux ont pris des numéros à la loterie royale, mais avec un succès bien différent. Le premier tient à la main un billet sur lequel est inscrit le numéro 49, lequel figure d'autre part sur la liste des gagnants placardée à l'extérieur du bureau de loterie. Il ouvre la porte du bureau et, tout joyeux, se présente pour encaisser son gain, cependant que la tenancière le regarde avec une inquiétude non dissimulée.

L'autre joueur a perdu : le numéro 113, qui sort de sa poche avec un mouchoir rouge, nous renseigne déjà sur ce point. Sa malchance est complète et son horrible grimace laisse deviner quelles « étrennes imprévues » lui sont échues en partage. D'ailleurs, il sonne à la porte d'un médecin, sur la maison duquel sont placardées des affiches plus ou moins lacérées, mais où se lisent encore des inscriptions significatives : *rob antisyphil..., sans mercure..., consultations.*

Tels sont les huit documents dont il avait été déjà question dans notre précédent mémoire. Nous passons maintenant à l'examen de nos documents nouveaux.

## Les songes drôlatiques de Pantagruel.

En 1565, ont paru pour la première fois *les Songes drôlatiques de Pantagruel*, ouvrage contenant une série de 120 dessins attribués à Rabelais et destinés à illustrer son œuvre (1). Ce sont des caricatures d'un grotesque achevé, que Callot n'eût pas désavouées. Les personnages ont des attitudes d'une rare inconvenance ; la plupart sont pourvus d'un phallus gigantesque, qui se dresse menaçant, comme pour faire une guerre incessante aux andouilles, que Pantagruel savait si vaillamment « rompre au genouil ». Parmi ces figures lubriques, il en est cinq qui se rapportent incontestablement aux maladies vénériennes :

*Fig. 3.* — Ce personnage, pourvu d'un accoutrement guerrier, représente le cardinal de la Rovère, du titre de Saint-Pierre-ès-liens, devenu plus tard le pape Jules II, aussi célèbre dans l'histoire pour ses aventures amoureuses que pour ses exploits guerriers.

L'auteur qui, sous le pseudonyme de « Grand Jacques », a publié en 1869 une réédition des *Songes drôlatiques*, écrit que le personnage « a l'air de placer

(1) *Les | songes drola | tiques de Pantagruel | où sont contenues plusieurs figures | de l'invention de maistre Fran | çois Rabelais : et dernie | re œuvre d'iceluy, | pour la recreation | des bons | esprits.* Paris, in-18 de 63 feuillets non paginés 1565, avec 120 figures. — Réimprimé en 1597 par J. Pretoir, comme en fait foi une série d'estampes conservées à la Bibliothèque nationale (cabinet des estampes, cote Tf 1. p. 94-95). Réimprimé à Paris en 1823, dans le tome IX de l'édition de Rabelais, par Ermangart et E. Johanneau, avec texte explicatif ; à Genève en 1868, par J. Gay et fils, sans légende ; à Lyon en 1869, par E. Tross, sans légende ; à Paris en 1869, par « le Grand Jacques », avec texte explicatif et notes. — L'edition de Paris, 1869, sans nom d'éditeur, a été imprimée chez A. Moussin, à Coulommiers ; elle comprend 18-244-IV pages in-18, avec reproduction des 120 gravures de l'édition originale C'est elle que nous avons eue entre les mains.

L'édition princeps des *Songes drôlatiques* a été publiée douze ans après la mort de Rabelais. On a prétendu que Rabelais n'était pas l'auteur véritable de ces dessins fantastiques : tel est, notamment, l'avis de G. Brunet et d'E. Tross : l'auteur anonyme de l'édition parisienne de 1869 pense, au contraire, que la paternité de ces gravures ne saurait être contestée au grand satirique.

une mèche sur le témoignage monstrueux de sa virilité ». En réalité, il s'est introduit une sonde dans l'urèthre, allusion évidente à quelque rétrécissement du canal.

*Fig. 51.* — Il s'agit ici du roi François Ier. Le « Grand Jacques » donne de cette gravure un commentaire très exact :

« Cet infirme royal se traîne péniblement ; son menton est engagé dans une bavette en entonnoir; de ses mains il soulève sa cuisse, comme pour aider à sa marche chancelante et soulager une douleur dont le foyer nous est caché.

« François est évidemment atteint du mal de Naples que lui communiqua si libéralement la belle Féronnière. Rabelais en parle à la seconde strophe des Fanfreluches antidotées :

Mais l'an viendra signé d'ung arc turquoys,
De cinq fuseaulx et trois culs de marmites,
Auquel le dos d'un roy trop peu courtoys
Poivré sera soubz ung habit d'hermite...

(*Liv.* I, *chap.* IV.)

« La bavette était attribuée aux vérolés pour qu'ils ne fussent pas incommodés de leur salivation. »

*Fig. 53.* — C'est encore François Ier, sous les traits de Pantagruel. Laissons de nouveau la parole à notre auteur anonyme :

« Nous retrouvons, dans ce malade, l'amant de la belle Féronnière et de la duchesse d'Etampes, ce qui n'a rien de précisément flatteur pour ces dames. C'est l'infirme de la 51e figure, avec la bavette qui reçoit la salive « quand le gosier lui escume comme verrat ». Il « fait le gros dos, peut-être par l'effet de la douleur qu'il ressent. Il pratique, en effet, sur lui-même une épouvantable opération. Sa main droite plonge une sonde dans son énorme phallus, tandis que la main gauche tient un instrument à crochet et à fourchette, qui va probablement jouer son rôle dans cette chirurgie.

« Pourquoi faire remonter à Pantagruel l'injure de ces mœurs vulgaires ? Rabelais dit un peu gratuitement : « Peu de temps après, Pantagruel tomba malade, et lui prist une pisse-chaulde, qui le tourmenta plus que ne penseriez. » — *Pantagruel*, liv. II, chap. XXXIII.

*Fig. 60.* — Voici encore Jules II. « Ce glorieux pape est représenté avec de nombreux attributs qui s'effacent devant une nudité monstrueuse. Le phallus qu'il découvre est semé d'épingles comme une pelote, allusion fort claire à une maladie cruelle, — dont il rend compte à saint Pierre, dans un dialogue de Bayle. Cependant la figure du personnage exprime moins la souffrance qu'une raillerie narquoise. »

*Fig. 99.* — Celui-ci est l'Oiseau gourmandeur de l'île Sonnante. « Notre chevalier est fort empêché ; il tient d'une main un long parchemin, sans doute la règle de l'ordre qui lui impose la chasteté et le célibat, et de l'autre une poignée de verges dont il a l'air de vouloir fustiger une partie de lui-même, qui est dans un état déplorable.

«... Où sont, demandai-je, les femelles? — Ils n'en ont poinct, respondit-il. — Comment donc, inféra Panurge, sont-ils ainsi crouste-levés et touts mangés de grosse vérole? — Elle est, dit-il, propre à cette espèce d'oiseaulx, à cause de la marine qu'ils hantent quelquefois. » — *Pantagruel*, liv. V, chap. V.

Le personnage ici représenté est-il atteint de la syphilis, comme le texte de Rabelais tend à le faire admettre? La bavette fait défaut, mais les épingles plantées sur le gland comme sur une pelote sont une allusion assez claire à la blennorragie et aux cuisantes douleurs qu'elle occasionne.

## Documents relatifs à Jérôme Fracastor.

C'est à son célèbre poème latin, *De syphilide*, que Girolamo Fracastor doit sa grande notoriété. Ce médecin illustre (1483-1553) se rattache donc directement à notre étude sur les maladies vénériennes dans l'art. Aussi devons-nous passer en revue les œuvres d'art qui le concernent.

Jérôme Fracastor est mort le 6 août 1553, dans sa villa d'Incaffi (1), près Vérone. Son corps fut transporté dans cette ville et enterré en grande pompe dans l'église Sainte-Euphémie (2).

Le 21 novembre 1555, le « Consiglio della Magni-

(1) Et non Caphi, comme on l'a écrit (*a*).

(2) Contrairement à ce que disent tous les guides, ce n'est pas son sarcophage qui se voit sur la façade de l'église San Fermo Maggiore, mais bien celui d'Aventino Fracastor, qui était lui-même un médecin distingué ; il mourut en 1385, dans un âge très avancé, puisque, dès 1325, il avait guéri d'une grave maladie le seigneur de Vérone Cangrande Ier della Scala. Au-dessous de son sarcophage se lit l'épitaphe suivante, gravée sur une plaque de marbre noir :

DOCTOR AVANTINVS MEDICA CLARISSIMVS ARTE
NATA FREGASTORE LVX GENEROSA TRIBVS,
ASTRA POLI NOVIT, NOVITQVE LATENCIA RERVM
EIVS IN HOC TUMULO CORRORIS OSSA IACENT
QVEM MERITIS QVISQUE DOCTAVIT SCALIGER HEROS
UTILE CONSILIUM CIVIBUS ET DOMINIS.
SVB : DECIES : OCTO : QUINIS ; CVM MILLE : TRECEN
NTIS : IN MEDIO : CHIRON : MENSE NOVEMBRIS : ER
AT

A la quatrième ligne, on lit CORRORIS au lieu de CORPORIS. Cette inscription lapidaire a été déjà publiée plusieurs fois, mais toujours incorrectement ; elle a été publiée récemment par Cipolla et Pellegrini (*b*). La version que nous en donnons résulte d'une copie directe qu'a bien voulu faire pour nous M. G. Biadego, directeur des Archives et de la Bibliothèque communale, à Vérone ; nous lui en exprimons notre sincère reconnaissance.

(*a*) Pr. YVAREN. La syphilis, poème en vers latins, traduit en vers français. Paris, in-8° de 376 p., 1847.

(*b*) C. CIPOLLA e Fl. PELLEGRINI, Poesie minori riguardanti gli Scaligeri. *Bullettino dell' Istituto storico italiano*, n° 24, 1902 ; Roma, Forzani, un vol, in-8°, p. 159.

fica Città di Verona » décidait d'élever une statue de marbre blanc à Fracastor ; la délibération figure encore aux archives de la Ville. Cette statue fut achevée et mise en place en 1559, comme en fait foi l'inscription qui se lit sur sa base :

HIER. FRACASTORIO
PAULLI FILIPPI F.
EX PUBLICA AUCTORITATE
ANNO MDLIX

Elle se dresse encore sous les arcades de la place des Seigneurs, en tête de la rue Fogge, non loin des statues de Catulle, de Pline l'Ancien et d'autres personnages célèbres, également originaires de Vérone. Elle représente le médecin-poète en pied, la tête couverte de lauriers. On l'attribue au sculpteur Danese Cattaneo, qui travaillait alors à Vérone, au monument élevé par lui à Giano Fregoso dans l'église Sainte-Anastasie. On écrit souvent que cette statue est l'œuvre de Girolamo Campagna, mais celui-ci est né en 1550 ; il n'avait donc que neuf ans quand elle fut inaugurée.

Jérôme Fracastor fut représenté en outre, avec d'autres fresques, en grandeur naturelle et en pied, sur la façade du palais Murari, dénommé plus tard palais Da Lisca. Ce palais se trouvait sur la rive gauche de l'Adige, à la tête du pont Neuf, aujourd'hui pont Re Umberto ; il fut démoli à cause des travaux de défense de l'Adige. Les fresques furent enlevées et portées au palais de la Gran Guardia Vecchia, sur la place Victor Emmanuel, où elles se trouvent encore.

On rapporte que Giambattista Rannusio, ami et admirateur de Fracastor, fit faire à ses frais un buste en bronze qui fut placé, avec celui de Navagero, sur l'arc de la porte située près du pont San Benedetto, à Padoue. Certains auteurs disent aussi qu'un buste fut placé dans l'Université de Padoue. Mais ces deux bustes, dont l'ancienne existence n'est pas douteuse, ont disparu à une époque indéterminée : Salomonio ne les mentionne pas dans ses *Inscriptiones urbis Pataviæ* et, d'après des renseignements que m'a aimablement communiqués M. le professeur Moschetti, directeur du Musée civique de Padoue, il n'existe dans cette ville aucune statue ou aucun buste de Fracastor.

On a de Fracastor vingt-un portraits gravés, un portrait peint et quatre médailles.

PORTRAITS GRAVÉS

1° Buste de profil à gauche, vêtu de la robe de docteur et coiffé d'un bonnet, dans une bordure ovale portant l'inscription : FRACAS — TORIVS — HIERO — NIMVS. Cette bordure est elle-même entourée d'un cadre rectangulaire, portant en bas un cartouche ornementé, avec l'inscription :

*Crethœi docui arcanas Amythaonis artes*
*Barbiton Aoniis et resonare modis.*

Le cadre rectangulaire est orné de feuillages et de fleurs; il porte en outre, dans chaque angle, un animal : en bas, ce sont des Mylabres, Coléoptères vésicants et réputés aphrodisiaques; en haut, ce sont des Scorpions, allusion évidente à l'adage latin : *in caudâ venenum.*

Gravure anonyme, au burin. Hauteur 138 mm., largeur 116 mm. Cabinet des estampes; deux états, le second différant de la description précédente par l'adjonction des deux lettres *Pp* à la suite de la légende.

2° Buste de profil à gauche, tête et col nus, dans un médaillon circulaire portant l'inscription : HIERONYMVS FRACASTORIVS. Le médaillon repose sur un cadre carré, posé sur un soubassement où se lit en cinq lignes : EX AENEA EFFIGIE | POSITA PATAVII | IN FORNICE | AD PONTEM | D. BENEDICTI. | A gauche de cette inscription, un médaillon circulaire avec les armoiries des Fracastor ; à droite, un médaillon semblable portant en haut l'inscription NAVCELVS et renfermant une composition qui représente la divinité d'un fleuve. Au bas du médaillon, à droite : *Alexander a Via sculp.*

Gravure au burin. Hauteur 155 mm., largeur 105 mm.

3° Buste de profil à gauche, dans un ovale, copié de la gravure précédente. Au bas, en écriture cursive et sur une ligne courbe : *Girolamo Fracastoro.*

Gravure anonyme au pointillé. Hauteur, 95mm.; largeur, 80 mm.

4° Buste de profil à gauche, vêtu de la robe doctorale avec col de fourrure et coiffé du bonnet carré, dans un ovale ornementé. Ce dernier est entouré d'un cadre rectangulaire portant en bas un cartouche avec cette inscription en deux lignes : VERA EFFIGIES HIERONYMI FRACASTORII | EX NUMISMATIBUS. Au bas du cadre et au milieu : *G. C. inc.*

Gravure au burin. Hauteur, 176 mm. ; largeur, 128 mm.

5° Buste de profil à gauche, tête nue, barbe et cheveux longs et ondulés, col de fourrure. Dans un cadre ovale inscrit dans un encadrement rectangulaire et portant cette inscription : HIERONYMVS FRACASTORIVS VERONENSIS, PHILOSOPHVS, MEDICVS ET POETA EXIMIVS.

Gravure au burin. Hauteur 125 mm., largeur 99mm. Cette gravure sert de frontispice à une traduction italienne du poème sur la syphilis (1).

6° Buste de profil à droite, avec robe et bonnet, dans un encadrement rectangulaire. Au bas, en deux lignes : HIERON. FRACASTORI, | MEDICUS SUMMI PONTIFICIS.

Gravure au burin, inspirée du n° 1. Hauteur, 61 mm.; largeur, 42 mm.

1 *Della sifilide di Girolamo Fracastoro Veronese a Pietro Bembo libri tre nuovamente volgarizzati da Antonio Tirabosco Veronese.* Verona, in-4 de X-82 p., 1739.

7º Buste de profil à droite, tête nue, bas du cou drapé, dans un ovale simulant l'ouverture d'un cadre rectangulaire orné d'attributs Louis XVI et présentant en bas un cartouche elliptique dans lequel se lit, en deux lignes : HIERONYMUS | FRACASTORIUS.

Gravure au burin. Hauteur, 101 mm.; largeur, 58 mm.

Cette charmante composition a été inspirée par la gravure précédente; le portrait de Fracastor est le même. Elle sert de frontispice à une élégante édition du poëme sur la syphilis, parue à la fin du XVIIIe siècle (1).

8º Buste de profil à droite, vêtu de la robe doctorale à fourrure et coiffé du bonnet carré; barbe et cheveux longs; dans un cercle percé dans un encadrement rectangulaire, en bas et en avant duquel se voit un piédestal portant, en trois lignes, cette inscription : HIERONIMVS. | FRACASTORIVS. | MED. VERON.

Gravure anonyme, au burin. Hauteur, 119 mm.; largeur, 76 mm.

9º Buste de profil à droite, vêtu de la robe doctorale à col et parements de fourrure, coiffé du bonnet carré, dans un ovale. En bas de celui-ci : *Giacomo Zatta inc.* Plus bas : GIROLAMO FRACASTORO.

Gravure au pointillé. Hauteur, 113 mm.; largeur, 86 mm.

10º Buste de profil à droite, tête nue, bas du cou drapé, dans un cadre ovale, en dedans duquel se lit : à gauche : HIERONYMUS ; à droite : FRACASTORIUS. Autour du cadre s'enroule un serpent et une couronne de laurier. Apollon, assis sur les nuages, la tête couronnée de laurier, tenant de la main droite une lyre, appuye la gauche sur le cadre susdit, au-dessous duquel se

(1) *Syphilis ou le mal vénérien*, poème latin de Jérôme FRACASTOR, avec la traduction française et des notes. Paris, chez le Cie Lucet, petit in-32 de XIV-162 p., 1796.

déroule une banderolle portant cette inscription : *Deus hæc quondam dignatus Apollo est*. Au bas et à gauche : *De Seve inv.* ; à droite : *Baquoy Sc.*

Gravure au burin. Hauteur, 46 mm. ; largeur, 66 mm.

Cette charmante composition figure en vignette sur le titre d'une édition anonyme du poème de la syphilis, publiée à Paris au milieu du XVIIIe siècle (1).

11° Buste de trois quarts à droite, avec manteau de fourrure et bonnet carré. Fracastor est assis à une table, sur le coin de laquelle il repose sa main droite, tenant un globe astronomique surmonté d'une branche de laurier. Au bas : HIERONYMI FRACASTORII.

Gravure sur bois, anonyme. Hauteur, 105 mm. ; largeur, 83 mm.

12° Buste de trois quarts à droite ; vêtement analogue au précédent ; bras non apparents. En haut, dans le cadre de la gravure : *Hieronimus Fracastoris 41*.

Gravure au burin, anonyme. Hauteur, 102 mm. ; largeur, 79 mm.

13° Buste de trois quarts à droite, en grand costume de docteur. En bas : HIERONYMVS FRACASTORIVS. Plus bas et à gauche : *De Larmessin, scul.* Plus bas encore : JEROSME FRACASTOR.

Gravure en taille-douce. Hauteur, 171 mm. ; largeur, 134 mm.

14° Buste de trois quarts à droite, barbe et cheveux longs et frisés, coiffé du bonnet carré et vêtu de la robe de fourrure. Dans un cadre ovale, très richement ornementé et portant cette inscription : HIERONYMVS FRACASTORIVS VERONENSIS PHILOSOPHVS MEDICVS ET POETA ÆTATIS ANNO LXX. DENATVS AN. CIƆIƆLIII. En bas, cadre porte un large écusson ornementé, dans lequel se lit :

(1) *Syphilis ou le mal vénérien*, poème latin de Jérôme Fracastor, avec la traduction en françois et des notes. Paris, J.-Fr. Quillau, in-32 de 204 p., 1753.

*Os Fracastorio nascenti defuit. ergo*
*Sedulus attenta finxit Apollo manu.*
*Inde bauri medicusque ingens, ingensque poeta :*
*Et magno facies omnia plena Deo.*
*Iul. Caes. Scaliger.*

Plus bas, un écusson aux armes de Fracastor, puis la signature du graveur : *G. Georgi fecit.*

Gravure au burin. Hauteur, 310 mm. ; largeur, 197 mm. Extraite d'une édition française indéterminée des œuvres de Fracastor.

15° Buste de trois quarts à droite, même costume que précédemment. Dans un cadre rectangulaire, présentant en bas un cartouche sur lequel se lit : FRACASTOR. En haut de la gravure : HIST. D'ITALIE. En bas, à gauche : *N. pinx*t ; à droite : *Landon direx*t.

Gravure au trait. Hauteur, 93 mm. ; largeur, 57 mm.

16° Buste de trois quarts à droite, tête nue, barbe et cheveux courts, vêtement de fourrure, col blanc largement ouvert. En bas, à gauche: *Titian P.*, au milieu : *3 1/2 Alta 3 Lata ;* à droite : *v. Hoy. d. et s.*

Gravure à l'eau-forte. Hauteur, 114 mm. ; largeur, 90 mm.

17° Buste de trois quarts à gauche, bonnet carré, robe de fourrure, un livre ouvert tenu par les deux mains. Dans un cadre rectangulaire, orné en haut et en bas de feuilles et inflorescences de houblon. En haut, en deux lignes : HIERONYMVS FRACASTORIVS | POETA & MEDICVS.

Gravure sur bois, anonyme. Hauteur, 106 mm. ; largeur, 81 mm.

18° Buste de trois quarts à gauche, longs cheveux bouclés, barbe longue et frisée, bonnet carré, robe fourrée. Encadrement rectangulaire, entouré d'un double encadrement plus grand, de manière à ménager en bas un espace où se lit, en deux lignes : HIERONYMVS | FRACASTORIVS.

Gravure anonyme, au burin. Plus grandes dimensions du cadre extérieur : hauteur, 170 mm. ; largeur, 105 mm. Extraite d'une édition latine indéterminée des œuvres de Fracastor.

19° Buste de trois quarts à gauche, longs cheveux bouclés, longue barbe lisse, bonnet carré, vêtement sans fourrure. Dans un cadre ovale reposant sur un fond rectangulaire et une sorte de socle portant un cartouche où se lit, en caractères romains et en une seule ligne : *Hieronymus Fracastor.* Au-dessous, à gauche : *G. M. Kraus del.;* à droite : *G. C. Schmidt sc. J.*

Gravure au burin. Hauteur, 129 mm.; largeur, 77 mm.

20° Buste de trois quarts à gauche, longs cheveux bouclés, longue barbe bouclée; bonnet carré, manteau fourré. En bas et à gauche : *Moriggia dis.;* au milieu : *Pietro Anderloni diresse;* à droite : *G. Geniani inc.* Plus bas, en deux lignes : GIROLAMO FRACASTORO.—*Tolto all'originale esistente nella Galleria de' Fracastori in Verona.*

Gravure au burin. Hauteur, 131 mm. ; largeur, 105 mm.

21° Buste de trois quarts à gauche, dans un médaillon circulaire, sur lequel se lit : HIERONYMVS FRACASTORIVS. Ce médaillon, d'un diamètre de 36 mm. 5, est contigu à un médaillon analogue, portant l'effigie d'Andreas Naugerius. Tous deux sont placés dans une sorte d'encadrement, dans le bas duquel se lit une inscription latine en dix-sept lignes.

L'ensemble occupe la page XII d'une belle édition des œuvres complètes de Fracastor, parue à Venise au milieu du XIVe siècle (1).

(1) Hieronymi FRACASTORII *Opera omnia, in unum proxime post illius mortem collecta, quorum nomina sequens pagina plenius indicat...* Venetiis, in-4 de XII pages-285-32 feuillets.

## Portrait peint

M. le professeur Brunon, directeur de l'Ecole de médecine de Rouen, possède une peinture sur bois, représentant Fracastor.

Buste de trois quarts à droite, bonnet carré noir, longue barbe, collet de fourrure, robe rouge. En bas, une bande grise, large de 30 mm., sur laquelle se lit GEROLMO FRACASTORO, en lettres de 10 mm.

Hauteur, 280 mm.; largeur, 200 mm. Peintre inconnu.

## Médailles

1° GIROLAMO FRACASTORIO. Tête nue, tournée à gauche, cheveux courts, barbe crépue et large.

Médaillon fondu, en bronze, par Jean Cavino, dit le Padouan. Module 100 mm.

*Bibliographie.* — Leop. Cicognara, *Storia della scultura dal suo risorgimento in Italia sino al secolo di Napoleone*. Venezia, 3 vol., 1813-1818, avec atlas in-folio; cf. pl. LI, n° 2. — C. A. Rudolphi, *Index numismatum in virorum de rebus medicis vel physicis meritorum memoriam percussorum*. Berolini, in-8°; 3e édition, 1829, n° 228. — H. Kluyskens, *Des hommes célèbres dans les sciences et les arts et des médailles qui consacrent leur souvenir*. Gand, 2 vol. in-8°, 1859; cf. I, p. 318, n° 1. — De Duisburg, *C. A. Rudolphi recentioris œvi numismata virorum de rebus medicis et physicis meritorum memoriam servantia*. Dantisci, in-8°, 1862, avec 2 suppléments, 1863-1868; cf. p. 8, n° XVIII, 1.

2° *Face*. HIERONYMUS FRACASTORIUS. Buste tourné à gauche.

*Revers*. — MINERVÆ APOLL. ET ÆSCULAP. SACRUM. Autel ardent, sous lequel rampe un serpent. D'un côté, une sphère et un livre ouvert ; de l'autre, un luth et un laurier.

Médaille fondue, en bronze. Module 66 mm.

*Bibliographie.* — Sc. Maffei, *Verona illustrata, parte secunda.* Verona, 1731, 2 vol. in-8 ; cf. p. 333. — J. D. Köhler, *Historische Belustigungen.* Nürnberg, 22 vol., 1729-1750 ; 2 vol. de tables, 1764-1765 ; cf. V, p. 177. – *Museum Mazzuchellianum seu numismata virorum doctrina praestantium, quae apud Jo. Mariam comitem Mazzuchellium Brixiae servantur a Petro Antonio de Comitibus Gaetanis edita atque illustrata.* Venetiis, 2 vol. in-folio, 1761-1763 ; cf. I, p. 281, pl. LXI, n° 4.— Rudolphi, *loco citato,* 1re édition, 1823, n° 109 ; 2e édition, 1825, p. 36, n° 144 ; 3e édition, 1829, n° 229. — H. Kluyskens, *loco citato,* I, p. 318, n° 2. — Duisburg, *loco citato,* p. 8, n° XVIII, 2.

3° *Face.* — CATULLUS MAPHEIUS FRACASTORIUS. Inscription circulaire. A l'exergue : 1806. — Buste de Catulle tourné à droite, drapé à l'antique et couronné de laurier. En face, bustes superposés de Maffei et de Fracastor, tournés à gauche, ce dernier avec bonnet et robe de docteur et collet de fourrure. Sur la tranche du buste de Catulle : F. P. IN.

*Revers.* — SERTUM COLENTI. Inscription circulaire.— Minerve debout, le casque lauré et ayant pour cimier un sphinx, tient de la main gauche sa lance et un livre ouvert, et de la droite remet une branche de laurier à un enfant qui porte un livre et une plume. Derrière la déesse, se voit une lampe allumée, montée sur un trépied, une lyre, la chouette et l'égide : devant elle, une sphère, un compas et des plans déroulés. Dans le fond, une femme assise, la tête tournée vers Minerve, tient un livre ouvert sur ses genoux. Sur la plinthe à droite : D. R. DE (et non *dr. dr.*, comme l'indique Kluyskens).

Au-dessous de la plinthe, espace lisse pour y inscrire le nom du titulaire de la médaille.

Module 44 mm. argent et bronze.

Médaille frappée sous l'administration française, en 1806, Napoléon étant roi d'Italie. Les coins existent à la Monnaie de Paris. Ils ont été regravés, tout au moins celui de l'avers, comme en témoignent certaines différences dans les plis du vêtement de Minerve et l'absence de toute inscription sur la plinthe, dans la gravure moderne.

Ma collection : argent, frappe ancienne; bronze, frappe moderne.

*Bibliographie.* — *Supplément à l'Histoire métallique de Napoléon.* Londres, 1821; cf. pl. LXVIII, n° 440 — RUDOLPHI, *loco citato*, 1823, n° 110; 1825, n° 145; 1829, n° 230. — H. KLUYSKENS, *loco citato*, I, p. 319, n° 3. — DUISBURG, *loco citato*, p. 8, n° XVIII, 3. — *Médailles françaises dont les coins sont conservés au Musée monétaire.* Paris, Imprimerie Nationale, in-4, 1892; cf. p. 365, n° 68.

4° *Face.* — HIERONYMUS FRACASTORUS. Buste tourné à gauche, coiffé d'un bonnet de docteur; vêtement montant, sorte de robe serrée au cou, autour duquel est jetée une cravate de fourrure. A l'exergue : NIC. CERBARA FAC.

*Revers.* — POEMATE | AEGRIS ANIMIS | PHARMACO CORPORIB | SCIENTISSIME | PROPINATO. Inscription en cinq lignes, dans une couronne de laurier, autour de laquelle s'enroulent deux serpents dont les têtes s'enlacent dans le haut.

Module 41 mm. Bronze. Ma collection.

*Bibliographie.* — DUISBURG, *loco citato*, 1863, p. 1, n° XVIII, 4.

## Documents relatifs à Pierre Boyveau-Laffecteur.
(1750-1812)

Ce médecin parisien est l'inventeur d'un rob anti-syphilitique, qui a joui d'une grande réputation. On a de lui trois portraits, trois médailles et deux ex-libris.

### Portraits gravés

1° Buste de face, dans un cadre ovale. Au-dessus de celui-ci et le contournant, on lit : Boyveau-Laffecteur, médecin, auteur du véritable rob anti-syphilitique. Au-dessous du cadre et le contournant, on lit à gauche : *Augustin del.*, et à droite *Pérée sculp.* Plus bas : une coupe dans laquelle vient boire un serpent enroulé autour de son pied ; de chaque côté, une palme. Plus bas encore, quatre vers :

> Au mal dont Fracastor fit l'horrible tableau,
> Le ciel lui révéla le remède infaillible,
> Le secret de guerir le plus cruel fléau,
> Appartenait de droit, au cœur le plus sensible.

Gravure au pointillé. Hauteur de l'encadrement 144 mm., largeur 127 mm.

2° Buste de face, sans cadre ni signature, au-dessous duquel les quatre mêmes vers que pour le précédent.

Gravure au pointillé. Hauteur 115 mm., largeur 88 mm.

3° Buste de profil à droite, dans un cercle large de 60 mm. En bas, les quatre mêmes vers qu'à l'estampe précédente, avec même orthographe et même ponctuation.

Portrait au physionotrace, anonyme (gravé par Quenedey, d'après Chrétien).

## Médailles

1° *Face.* — Académie R^le de médecine de Belgique. Inscription circulaire. A l'exergue : Montagny. f. Femme assise sur un trône, vêtue à l'antique ; tête légèrement tournée vers la droite, entourée d'un cercle de rayons et ceinte d'une couronne royale, d'où pend en arrière un grand voile ; cheveux épars. Main droite soulevée, tenant un sceptre royal, une couronne et une palme. Main gauche abaissée, l'index appuyé sur un plan rubané, dont le reste est enroulé sur un rouleau gisant à terre. Derrière celui-ci, un globe terrestre, un livre ouvert et un caducée occupent la gauche du personnage. A sa droite, un écusson ovalaire sur lequel un lion passant à gauche, un canon vu par la culasse, deux rangées de boulets superposés, un canon vu de profil, gueule à gauche, un drapeau et deux canons de fusils verticaux et surmontés chacun d'une courte baïonnette.

*Revers.* — ROB BOYVEAU-LAFFECTEUR | SEUL AUTORISÉ | PAR | LE GOUVERNEMENT | ET APPROUVÉ | PAR L'ACAD. ROYALE | DE MÉDECINE | DE BELGIQUE | RUE RICHER 12 A PARIS. Inscription en neuf lignes sur champ uni, la première et la dernière circulaires.

Médaille en bronze, module 41 mm. Ma collection (fleur de coin).

2° *Face.* — Comme pour la médaille précédente.

*Revers.* — ROB B. LAFFECTEUR | SEUL AUTORISÉ | PAR | LE GOUVERN^t | ET APPROUVÉ | PAR L'ACADÉMIE ROYALE | DE MÉDECINE | DE BELGIQUE | — | 12. RUE RICHER | PARIS. Inscription en dix lignes sur champ uni, les deux premières circulaires, les deux dernières séparées des précédentes par un filet.

Médaille en bronze, module 41 mm. Ma collection (fleur de coin).

3° *Face.* — MÉDAILLE D'ENCOURAGEMENT. Inscription

circulaire. A l'exergue et à gauche: MONTAGNY. F. Composition très semblable à celle des deux médailles précédentes; toutefois, l'auréole rayonnante est plus large et, à gauche, l'écusson ovalaire portant le Lion de Belgique est remplacé par un Coq gaulois.

*Revers.* — ROB BOYVEAU-LAFFECTEUR | SEUL | AUTORISÉ | — | CONSEILLÉ | PAR | G. DE S^t GERVAIS | D. M. P. | RUE RICHER, N° 6 | PARIS. Inscription en neuf lignes sur champ uni, la première circulaire, les trois premières séparées des autres par un filet.

Médaille en bronze, module 41 mm. Ma collection (fleur de coin).

### Ex-libris

Nous possédons un des deux ex-libris de Boyveau-Laffecteur; nous en donnons ci-contre une reproduction en vraie grandeur (fig. 1).

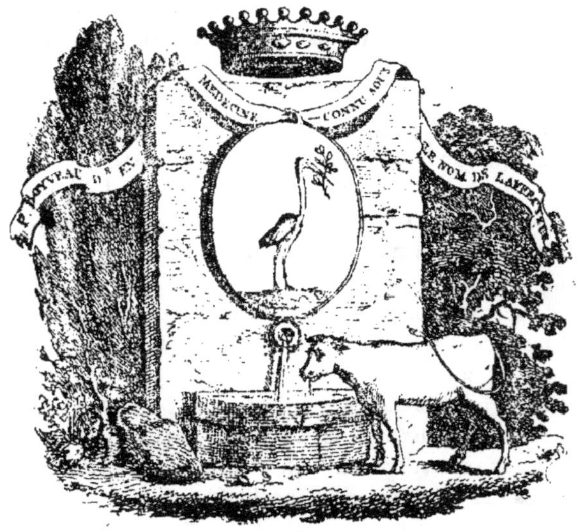


Dans la vasque d'une fontaine qui jaillit d'une grande

pierre verticale, de forme quadrilatère, un veau vient se désaltérer : allusion parlante au nom du personnage (*boit veau*). L'arrière-plan est formé par un bouquet d'arbres, des peupliers à gauche et des chênes à droite. Une banderole passant devant les arbres est posée mollement sur l'arête supérieure du mur vertical; elle porte l'inscription : P. BOYVEAU Dr EN MEDECINE CONNU SOUS LE NOM DE LAFFECTEUR. Elle soutient en outre un médaillon ovalaire, sur lequel est représentée une Cigogne passant à droite et tenant en son bec un rameau d'Origan : allusion à la profession médicale. Le tout est surmonté d'une couronne de fantaisie.

L'autre ex-libris de Boyveau ne diffère du précédent qu'en ce que la couronne est remplacée par un bonnet phrygien.

### DOCUMENTS DIVERS

Dans ses récentes *Etudes historiques, anecdotiques et critiques sur les apothicaires et pharmaciens pamphlétaires* (1), M. Toraude a réédité un pamphlet en vers, *Mes aveux et mes remords*, que l'on attribue à Ch. L. Cadet de Gassicourt (1769-1821).

Il s'y trouve un passage concernant Boyveau :

« Sensible à tant d'amour, ma belle Amaryllis
Me fit don, à son tour, d'une ample syphilis.
J'éprouvai tous les maux du sang qui se vicie
Mon teint devint jaunâtre et la lymphe épaissie
Porta sur mon fémur tant de corruption
Que les Docteurs voulaient une amputation.
Grâce au divin Mercure, à la salseparcille,
Je repris en trois mois une santé vermeille.
Aussi, depuis ce temps, afin de prévenir
Les suites du passé, celles de l'avenir,
LAFFECTEUR, par son rob de première fournée
Me dépure le sang quatre fois par année.

(1) Publié par la *Pharmacie française*, 1904.

Avec ce talisman, je cours après Vénus
Et combats en tous lieux, sans craindre le virus. »

Camuset, dans les *Sonnets du docteur*, chante avec plus de verve les bienfaits du « préservatif » :

« Caché dans la baudruche,
Je veux comme l'autruche
Ne plus croire au danger. »

Si les vers sont médiocres, l'intention du moins est louable, d'autant plus que Boyveau est l'un des rares médecins de l'époque qui aient trouvé grâce devant le satirique anonyme.

M. Toraude a encore eu l'heureuse idée de reproduire, dans la même plaquette, l'*Ode sur le rob anti-syphilitique du citoyen Boyveau-Laffecteur*. Ce poème peu connu, d'un lyrisme de bon aloi, est trop long pour être transcrit ici; il consiste en 16 strophes de 10 vers et a été publié vers 1792 « par le citoyen Luce ». L'auteur est Luce de Lancival (1766-1810).

## Estampes diverses.

1° Un syphilitique est renfermé dans le four à fumigations; sa tête seule est visible, par une sorte de lucarne. Un serviteur introduit, par une porte latérale, le réchaud qui doit provoquer la sudation; un autre chauffe un linge devant une cheminée. Les diverses inscriptions que porte la gravure sont les suivantes : POVR VN | PLAISIR MIL | DOVLEVR | IL SVE LA | VEROLLE. | FOLIE. | *Il vaut mieux auoir plus de bource* | *que de bouche*. Et au-dessous du personnage qui chauffe le linge : *Chaut comme* | *braise*. | La légende de cette estampe est ainsi conçue :

*Pour vn petit plaisir je soufre mille maux*
*Je fais contre vn Hyuer deux ésté ce me sanble*
*Partout le corps je sue et ma machoir tremble*
*Je ne croy jamais voir la fin de mes trauaux.*

Gravure au burin. Hauteur 89 mm, largeur 143 mm. Lagniet, l'auteur de cette estampe (1), s'inspirait volontiers de l'œuvre de ses prédécesseurs ou de ses contemporains ; il a, par exemple, beaucoup emprunté à Callot. Cette gravure est manifestement imitée de celle que nous avons décrite au début de ce travail sous le nº 6.

2º LES TROIS | NASES — DV MONDE. — *Lon nen sort pas — comme on y entre.* La vie est symbolisée par trois grandes nasses en osier, dans lesquelles on mène joyeuse existence. La première représente *la Chicane;* la deuxième, *le Cabaret;* la troisième, *le Borderl.* Tous les hommes qui se sont laissé prendre à l'une ou l'autre de ces nasses s'acheminent, en sortant, vers l'hôpital qui se voit à l'arrière-plan et qui porte au fronton cette inscription :

LOSPI | TAL.

Seule, la troisième nasse nous intéresse. Une femme fort accorte, largement décolletée, appelle les clients et les invite à entrer. Au-dessous se lit ce sixain :

LE BORDERL

*Ceux la plein de lubricite*
*porte leur biens et leurs sante*
*dans une puante Creuasse*
*mais apres ce plaisir brutal*
*ils sortent poiurez de la Nasse*
*et vont suer a l'Hospital.*

Gravure au burin, époque de Louis XIV. Hauteur 267 mm., largeur 392 mm. En bas, à gauche: *Ganiere ex. aue — Priuil.*

3º La scène se passe au Roule, au commencement du XVIIIe siècle ; le Roule, qui est maintenant en plein

(1) Jacques LAGNIET, *Recueil des plus illustres proverbes, divisés en trois livres.* Paris, 1657-1663 ; cf. livre II, nº 12.

Paris, était alors dans la banlieue de la capitale. A gauche, une hôtellerie s'ouvrant sur la campagne par un grand portail, au fronton duquel se lit :

*Petit Hôtel du | Roule a louer | Pour la St Remy.*

L'hôtellerie sert de lieu de rendez-vous ou de maison de passe. La police vient d'y opérer une descente et les estaffiers, commandés par un magistrat en robe et rabat, entraînent vers un carrosse, qui stationne non loin de là, deux femmes de la haute galanterie, à en juger par la richesse de leurs vêtements. Un chien irrespectueux souille de son urine la robe de l'une des deux donzelles. Le carrosse qui doit les conduire au Châtelet porte à l'arrière une pancarte avec l'inscription P | 73 : c'est l'ancêtre de notre moderne « panier à salade ». Un groupe de paysans et de paysannes, qui se rendaient à la ville, se sont arrêtés pour assister à cette scène : ils regardent curieusement, mais les sergents les refoulent ; une femme porte une hotte sur son dos, une autre a un éventaire chargé de fleurs ou de légumes.

Au bas de la gravure, on lit à gauche : *Peint par Jeaurat* ; à droite : *Gravé par Cl. Duflos*. Au-dessous vient la légende suivante :

ENLÈVEMENT DE POLICE

*Quel affligeant objet! Les Graces désolées*
*Au plus cruel affront ici sont immolées.*
*Pleurez, Amours, pleurez, et dans ce triste état*
*Hâtez-vous de flèchir ce grave Magistrat.*
*Mais non, quoiqu'il ne soit ni cruel, ni farouche,*
*Vos larmes, vos soupirs ne l'attendriront pas :*
*Il sçait à quels dangers exposent vos appas,*
*Et le bien du public est tout ce qui le touche.*

MORAINE.

*Basier scrip.*

Au-dessous de la légende et de ses deux signatures,

on lit, à gauche : *A Paris chez Cl. Duflos ruë Gallande à côté de St Blaise;* et à droite : *Ce Tableau est dans le Cabinet de Mr le Rebours Conseiller au Parlement.*

Gravure au burin, oblongue, haute de 30 mm., large de 39 mm.

4° Le célèbre peintre W. Hogarth (1697-1764), qui a illustré, avec tant de verve et avec un sens satirique si pénétrant, les mœurs de la société anglaise au temps de Georges Ier et de Georges II, a représenté en six tableaux les étapes d'une courtisane. Cinq de ces toiles ont été détruites par un incendie ; la sixième appartient à la galerie de lord Wemyss. Par bonheur, ces œuvres puissantes avaient été gravées et nous en connaissons deux états :

*A.* — *The Progress of a Harlot after the Design of Mr. Hogarth.* — Six estampes larges de 367 mm., hautes de 293 mm., marges et inscriptions non comprises. Chacune d'elles porte en bas une légende en cinq quatrains, disposée sur cinq colonnes. De plus, la première porte en tête le titre ci-dessus et chacune des trois premières porte au bas de la légende le nom et l'adresse des imprimeurs : *Tho. Bowles in St Pauls Church Yard, and John Bowles at Mercers Hall in Cheapside.*

*B.* — *Harlot's Progress.* — Six estampes larges de 290 mm., hautes de 240 mm., ornées de chaque côté d'une bande ornementée en forme de panneau sculpté sur bois. Chacune de ces estampes porte en bas et à gauche l'inscription : *Invented & Painted by Wm. Hogarth,* puis une brève légende, à gauche en anglais, à droite en français. Voici ces légendes, avec quelques mots d'explication :

*a) L'innocence trahie, ou le Voyage de Londres.* — Une jeune campagnarde arrive d'York par la voiture publique ; une matrone l'engage à son service ;

deux clients de la dame l'observent en fins connaisseurs.

*b) Un Juif L'entretien Somptueusement.*— Débauchée, puis chassée, elle bat le pavé jusqu'à ce qu'un juif en fasse sa maîtresse. Mais il la surprend avec un galantin. Adieu la richesse ! Il la chasse.

*c) Elle est réduite à la Misère dans son Logement de Drury Lane.* — Elle se retire dans une simple chambre à Drury Lane, quartier habité au XVIIIe siècle par les filles de joie. Elle pratique l'hospitalité de nuit, vole une montre et est emmenée par la police à la prison de Bridewell.

*d) Dans la Maison de Correction a battre Le Chanvre.* — Elle est dans une sorte de hangar avec d'autres détenus qui, comme elle, battent le chanvre à coups de maillets sur des billots. Mais elle n'exécute pas avec une ardeur suffisante le dur labeur du pénitencier, car le gardien la menace du bâton. Les femmes du peuple qui sont avec elle, excitées par sa toilette, la regardent d'un air narquois et l'invectivent ; l'une d'elles a le nez rongé par un ulcère qui, dans la pensée du peintre, est certainement d'origine syphilitique ; une autre se cherche des puces.

*e) Elle meurt en passant par le Grand-remède.* — La légende anglaise dit : « *In a High Salivation at the Point of Death.* » Allusion des plus claires au traitement mercuriel.

La courtisane meurt donc d'accidents syphilitiques ou plutôt d'une intoxication mercurielle. La légende en quatrains vaut la peine d'être citée :

> *Releas'd from Bridwell*, Poll *again*
> *Drives on her former Trade amain,*
> *But who e'er heard of trading Wenches,*
> *That long escap'd disease that Frenech is?*
>
> *Our* Polly *did not — Ills on ills,*

*Elixirs Bolusses and Pills,*
*Cathartics and Emetics dreary*
*Had made her of her life quite weary.*

*At last thrown int' a salivation,*
*She sinks beneath the operation*
*A snufling whore, who waiteth by her,*
*Frighted screams out to see'r expire.*

*The* Doctors *blame each other* — Meagre
*With wrath transported, hot & eager*
*Starts up — throws down the chair & stool,*
*And calls his brother* Squab *a fool.*

*Your Pills, quoth* Squab, *with cool disdain,*
*Not my Elixir, prov'd her bane ;*
*White they contend a muffled Punk*
*Is rummaging poor* Polly's *Trunk.*

*f) Pompe de ses funérailles.* — On est dans l'appartement de la courtisane. La tenancière de la maison se lamente ; le prêtre, assis auprès de Fanny, égare sa main gauche sous la jupe de la donzelle. D'autres personnages encore, diversement occupés.

5° Parmi l'œuvre de Hogarth, signalons encore le *Mariage à la mode*, suite de six magnifiques estampes, larges de 443 mm., hautes de 350 mm., gravées par G. Scotin et d'autres vers 1750.

Le right honourable Lord Viscount Squanderfield fait un mariage de raison, auquel l'amour est étranger; il finit par être tué d'un coup d'épée par un galant surpris par lui dans la chambre de sa femme.

La troisième estampe, gravée par B. Baron, représente l'officine d'un apothicaire ; à ce titre, elle est déjà d'un haut intérêt pour nos études ; mais elle nous paraît rentrer plus spécialement dans le cadre du présent travail.

La dame est là ; son air triste et embarrassé indique

bien la gravité du cas, et la nature toute spéciale... j'allais dire toute spécifique de ce dernier, est indiquée clairement par un crâne humain, bien en évidence sur une table et dont le frontal fut évidemment « gommeux » : en effet, il est tout creusé d'excavations qui ne peuvent être interprétées que comme étant d'origine syphilitique, ce qui ne laisse aucun doute sur la spécialité de l'empirique.

Cette interprétation se trouve confirmée à la dernière planche. La veuve s'est empoisonnée avec du laudanum : une vieille servante éplorée lui tend sa fillette, qui la saisit par le cou pour l'embrasser. L'enfant a les jambes torses des rachitiques, enserrées dans des appareils orthopédiques.

6° Un homme déjà mûr, très amaigri, est couché ; près de lui, sur une table, sont un verre et une bouteille de potion. Il repousse du geste un homme et deux femmes fardées qui viennent le voir. Au bas se lit, en deux lignes :

*A Paris, chez Bance, rue St-Denis, n° 175 près celle aux Ours. Suite effrayante des fréquentations du sérail.*

Gravure coloriée. Hauteur, 182 mm. ; largeur 262 mm. ; date approximative, 1815.

7° Un jeune homme est au lit ; près de lui, sur la table de nuit, sont des verres et divers flacons. Un ami, qui est venu lui rendre visite, tient à la main un flacon sur lequel on lit : *rob.* En haut : *mœurs, modes, etc. n° 2.* En bas : *Hélas !.. l'épine était cachée sous la rose.*

Lithographie par Villain, signée Ch. Philipon. Date approximative, 1816.

8° Un jeune homme malade, en costume d'intérieur, la tête ceinte d'un mouchoir, est assis près d'une table ronde, de style Empire. Il tient en main un verre et a près de lui un pot de tisane, une boîte de pilules et un livre ouvert, sur lequel on lit : *malad... de v...*

Un ami, qui le visite et porte un pantalon à sous-pieds, a l'air morne et abattu.

En bas : *Lith. de Feillet, rue du faub. Montmartre, n° 4*. Plus bas. cette légende : *J'ai été bien maltraité.*

Date approximative, 1820.

9° Dans une salle d'hôpital militaire, divers malades sont couchés, d'autres sont levés et causent entre eux ou se chauffent au tuyau d'un poêle de faïence. Au premier plan, assis devant le poêle, tenant un verre d'une main et un pot de tisane de l'autre, se voit un jeune soldat, maigre, décharné, l'air consterné ; il es coiffé du bonnet de police, vêtu d'une capote trop vaste et chaussé de pantoufles. Son attitude désolée indique les graves préoccupations dont il est assailli. Comme légende : *Je mé pas assez méfié de la payse.*

Lithographie signée Charlet (1823).

10° Vers 1825, J. David a composé la *Vie d'un joli garçon*, publiée par Jeannin, 20, rue du Croissant. C'est une série de neuf petits tableaux lithographiques, réunis en une seule feuille, avec titre et légende en français et en anglais. Le jeune provincial arrive à Paris, y fait des connaissances diverses, puis sa première conquête. Au tableau suivant (le cinquième), il est en robe de chambre, au coin de son feu, rêveur ; une potion et un verre d'eau sucrée sont sur la table. La légende est ainsi conçue : *Projets de sagesse*. La cuisante blennorrhagie est là, qui lui inspire ces salutaires réflexions.

11° *L'histoire de Jean-Jean*, publiée par Raffet de 1825 à 1827, nous conte par le crayon les aventures d'un soldat, depuis son départ de ses foyers jusqu'à son retour (1). La planche 13 a cette légende : *Il offre*

---

(1) Un cahier de 16 planches avec un frontispice, chez Frérot, rue Neuve-Saint-Etienne, 17, boulevard Bonne-Nouvelle. Deux ti-

*de la galette et déclare sa passion.* Elle nous montre Jean-Jean en compagnie d'une bonne d'enfant, arrêté devant la boutique de Deruder, pâtissier (1). Galanterie imprudente, comme le prouve la planche suivante. Jean-Jean a dû entrer à l'hôpital : on le voit appuyé contre un lit, pâle, amaigri, en proie à d'amères désillusions ; dans le fond de la salle, des soldats convalescents se promènent ou se chauffent autour d'un poêle. « *Je n'aimerai jamais, disait un conscrit à l'hôpital !* » Telle est la légende de cette estampe suggestive, apparemment inspirée par celle de Charlet, citée plus haut.

12° Grandville a publié une planche qui rentre également dans notre étude (2). La scène se passe sur le boulevard extérieur, à l'heure où les houris de bas étage lient conversation avec les passants. L'une d'elles, en costume de cuisinière endimanchée et à tête de chouette, endoctrine un individu à tête de cochon, qu'elle tient par le revers de son habit ; il a le costume d'un fermier à son aise et sourit d'un air béat. Une autre arpente le terrain, laissant voir ses mollets, *quærens quem devoret.* Un quatrième personnage a l'allure d'un employé d'administration : pantalon collant, redingote, chapeau haut de forme, cravate blanche et binocle : il a la tête d'un lévrier. Il est arrêté au coin d'une rue et transcrit sur son calepin, d'après les affiches qu'il a sous les yeux, l'adresse du Dr Bistouri, médecin spécialiste assurant la guérison radicale des maladies vénériennes,

---

rages in-8° colombier, l'un sur papier blanc, l'autre sur papier de couleur ; le premier tirage a été publié en deux états ; en planches noires et en planches coloriées.

(1) Plaisanterie à l'adresse de H. de Rudder, peintre d'histoire et camarade de Raffet à l'atelier de Charlet. — Cf. H. GIACOMELLI, *Raffet, son œuvre lithographique et ses eaux-fortes.* Paris, 1862, p. 95, nos 232 et 233.

(2) *Album des bêtes à l'usage des gens d'esprit, 2e partie, Métamorphoses du jour,* par J.-J. Grandville. 1865.

ou celle du *Mercure galant*, magasin de nouveautés dont le titre alléchant indique assez clairement l'industrie occulte. Le sens, déjà limpide, de cette estampe est encore accentué par sa légende :

Pour ma part, moi j'en réponds
Bienheureux sont les chapons.

## Le Triomphe de la Vérole.

En 1539 parut à Lyon un petit volume fort curieux, *le Triumphe de très haulte et puissante Dame Verolle* (1), dont la Bibliothèque Nationale possède l'unique exemplaire connu, relié en maroquin, avec armoiries sur les plats (2). Ce rarissime ouvrage est orné de très nombreuses gravures sur bois, qui n'ont d'ailleurs rien de lubrique ni de médical ; la plus curieuse est assurément celle qui se trouve au verso du titre : elle représente un régent de collège, assis dans sa stalle, un faisceau de verges à la main et le nez chaussé de ses lunettes (3).

L'ouvrage débute par une dédicace de 4 pages ; puis vient une préface de 4 pages et demie, le tout en prose. Alors commence un poème de 754 vers de dix pieds, divisé en six chants. Le 1er chant comprend 402 vers

(1) *Le Triumphe de | treshaulte, et puis | sante Dame Verolle, Royne du Puy | d'Amours : nouuellement compo | sé par l'inuenteur de menus | plaisirs hon= | nestes* |. M. D. XXXIX. On les vend à Lyon, chez Francoys | Iuste deuant nostre dame de Confort. — Hauteur, 155 mm. : largeur, 103 mm.

(2) Cote Y 4464 A.

(3) Cette vignette est large de 78 mm. Elle ne figure pas ic pour la première fois ; elle avait paru déjà dans *Navis stultifera a domino Sebast. Brandt primum edificata... Venundantur Parrhisiis* (G. de Marnef). Petit in-4° gothique, avec 115 gravures sur bois, 1505. Il existe aussi une édition de 1497.

Cette même gravure a été reproduite tout récemment par la librairie Louis Brun, de Lyon, pour en orner la couverture du catalogue de ses livres d'occasion.

et porte le même titre que le volume lui-même. Le 2ᵉ, de 32 vers, a pour titre : *Compte deuxiesme sur la nais= | sance de Dame Verolle*. Le 3ᵉ, 108 vers : *Venus a Jupiter*. Le 4ᵉ, 56 vers : *Volupte a celle de la part d'Atropos*. Le 5ᵉ, 96 vers : *Megere a Volupte*. Le 6ᵉ, 60 vers : *Mercure*. Je ne dirai rien du poème ni du sujet; cela n'en vaut guère la peine.

Après ce poème plutôt terne et sans réel intérêt, le ton change. L'auteur (1) fait alors défiler, en un cortège comparable à celui de la danse des morts, toute une série de personnages qui ont dû payer tribut à « Dame Verolle ». Chaque personnage, porté par une monture ou traîné sur un char, est accompagné, à deux exceptions près, par une légende de 8 vers de huit pieds. Cette seconde partie est ainsi intitulée :

*Le Triamphe ue | volique cōmence a |*
*marcher par ordo | nance de Ranc en*
*ranc ainsi que | uerrez le tout bien en | ordre*

Le défilé commence alors. En tête vient *le hérault*, monté sur un âne et ayant pour légende un rondeau de 15 vers. Puis s'avancent successivement :

*Le seigneur de verdure*, à cheval ;

*Malheur*, monté sur un cheval attelé à un char où se trouve, sous un dais,

*La gorre de Rouen*. A la suite :

*Les Tabourins et Fiffre*,

*Le cappitaine des gens de pied*,

*Le premier ranc*,

*Le ij. ranc*,

*Le iij. ranc*,

*Le portenseigne*,

*Le iiij. ranc*,

(1) La dédicace a pour titre : *Martin Darche | sino à Gilles Meleanc son | amy et Cousin salut*. L'auteur serait donc Martin Darchesino.

*Le v. ranc,*
*Le vj. ranc,*
*Les premiers poursuyuans,*
*Le ij. poursuyuant,*
*Le seilleur,*
*Les lacques* (laquais) *estropiés,*
*La chancellerie,*
*Le chancellier,*
*Souuenir amoureux,*
*La goutte,*
*La diette* (tient un urinal),
*Les boucz* (4 boucs attelés à un char dans lequel est Vénus),
*Venus* (sur le char traîné par les boucs),
*Volupte,*
*Cupido,*
*Les larrons clandestins,*
*Le seigneur* (avec légende de dix vers),
*Les refondeurs,*
*Les faiseurs de nouueau cuyr.*

Viennent enfin :

1° Une conclusion en 8 vers;

2° Une strophe de 8 vers, intitulée *Dame Verolle*, avec une vignette représentant une femme sur un char traîné par deux hommes;

3° Une strophe de 10 vers, intitulée *Le bagage*, avec une vignette représentant une foule de malades, éclopés, marchant avec des béquilles.

L'ouvrage s'achève par un épilogue en prose, de deux pages.

Citons quelques strophes de ce poème peu connu :

LA GORRE DE ROUEN

*Sur toutes villes de Renom,*

*Ou lon tient damour bonne guyse,*
*Midieux Rouen porte le nom,*
*De veroller marchandise.*
*La fine fleur de paillardise*
*On la doibt nommer meshouen*
*Au puy d'amours prens ma diuise*
*Je suis la gorre de Rouen.*

CONCLUSION

*Pour conclusion de la monstre*
*Triumphe et plaisance mondaine*
*Le sens moral a tous demonstre*
*Le mal le tourment et la peyne*
*Que a la ieunesse, qui ce peyne*
*Suyuir fol amour pour valleurs,*
*Qui en fin la conduyt et meyne*
*Au puy d'amours plain de douleurs.*

DAME VEROLLE

*Du puy d'amour ie suis reyne et princesse,*
*Tesmoing Venus et Cupido aussi.*
*La plus grand part du mõde en grãt hablesse*
*Rend lhonneur deu a mon triumphe icy ;*
*Sie Ie leur faiz endurer mainct soucy,*
*Ce nest a tort : car pris de telle, ou telle*
*Viennent au puy tout puant et noircy*
*Demal infaict sans prendre de chandelle.*

LE BAGAGE

*De ce triumphe icy est le bagage*
*(Comme on peult veoir) acoustré pauuremẽt.*
*Garde toy bien d'en estre, sy es sage,*
*Sy a iamais ne veux souffrir tourment ;*
*Car ceulx, a qui oste l'entendement*
*Venus l'infecte, et les reduict a elle,*
*Communement sont de notre sequelle,*
*Submiz a mal, et priuez de plaisir ;*
*Parquoy ne doibz suyure Deesse telle,*
*Sy de sain viure as vouloir, et desir.*

*Le Triumphe de très haulte et puissante Dame Verolle* a été réimprimé deux fois. D'abord à Paris, chez Alain Lotrian, en 1540, avec quelques variantes sans importance ; à cette édition est joint *Le Pourpoint fermant à boutons.* La seconde réimpression est toute récente ; elle a été publiée à Paris, chez Willem, par M. de Montaiglon ; elle porte la date de 1874 (1) ; c'est la reproduction pure et simple du texte de 1539, avec les variantes de 1540 et le texte complet du *Pourpoint.* M. de Montaiglon y a joint une introduction où se trouvent groupés quelques renseignements sur des ouvrages analogues.

## Peintures.

Au tableau de Longhi, déjà cité au début de cette étude, dont il a été le point de départ, nous n'avons à ajouter que deux peintures. Elles sont dues l'une et l'autre au pinceau de Stéphane Baron et ornent deux panneaux de l'ancienne salle de garde des internes en médecine de la Charité. Ces deux charmantes compositions sont trop connues des médecins pour que nous devions les décrire longuement.

Dans l'une, des Amours menacent du poing des femmes qui les ont rendus malades et viennent frapper à la porte de Mercure. Dans l'autre, les Amours sont guéris : ils sortent joyeux et guillerets de l'hôpital et se hâtent de lancer leurs flèches vers ces mêmes femmes, dont ils ont oublié déjà le dangereux contact (2).

## Médailles.

En outre des médailles déjà citées plus haut, con-

---

(1) Bibliothèque Nationale, Réserve, cote Yc 35.

(2) R. Durand-Fardel, *L'internat en médecine et en chirurgie des hôpitaux et hospices civils de Paris. Centenaire de l'internat*, 1802-1902. Paris, Steinheil, in-4° de XI-386 p., 1903. — Cf. p. 93 et 94.

cernant Fracastor et Boyveau, nous devons encore décrire les suivantes :

1° A l'Exposition universelle de 1889, on pouvait voir (1) une remarquable collection de plombs trouvés dans la Meuse, à Verdun; cette collection appartenait à M. Pierre Dony. Sur le carton n° 7 figuraient deux médailles de petit module, représentant des phallus et sans relation certaine avec les maladies vénériennes (2). A ce même carton était attaché un plomb qui nous semble avoir une toute autre signification : il représente la verge et le scrotum vus de profil. La verge est manifestement entourée de bandelettes; quant au scrotum, il est de forme très asymétrique, l'une des moitiés étant beaucoup plus grosse que l'autre. Il semble donc que cette figurine en plomb soit l'image de la blennorragie compliquée d'orchite unilatérale. D'où l'hypothèse que le plomb en question devait être un ex-voto qu'on offrait à quelque saint jouissant de la réputation de guérir les maladies vénériennes.

2° PRINCIPIIS | OBSTA | . A l'exergue, en trois lignes : CONFÉRENCE INTERNA[le] DE BRUXELLES, 1899. | LE Dr DUBOIS-HAVENITH SECRÉTAIRE GÉN[al] | A SES COLLABORATEURS. Trois personnages debout. Une femme drapée, de profil à gauche, retient de la main gauche un adolescent nu, également vu de profil à gauche qui saisit de la main droite le bord de sa robe. Elle écarte de la main droite tendue une femme nue, vue de face, symbolisant la syphilis : celle-ci a la face décharnée comme une tête de mort et joint au-dessus de sa tête ses mains levées, comme pour offrir son corps. Autour de ses jambes quelques pa-

(1) Musée des traditions populaires, au palais du Trocadéro.

(2) Je possède un certain nombre d'autres documents du même genre. Je me propose de les utiliser prochainement, dans un travail sur la persistance du culte phallique en France.

vots, emblème de la mort. A gauche, au-dessus de la plinthe, la signature : FERNAN DUBOIS et le monogramme FD.

Plaquette en argent, uniface, mesurant 55 mm. de haut sur 41 de large. Au dos, une charnière à laquelle s'articule un pied permettant de tenir la plaquette verticale. Ma collection (fleur de coin).

Cette plaquette a été frappée à l'occasion du premier Congrès international pour la prophylaxie des affections vénériennes, réuni à Bruxelles en 1899. Ce Congrès était digne d'une telle commémoration, eu égard à l'importance de ses travaux : c'est lui, en effet, qui a décidé la création des Sociétés de prophylaxie ; la *Société française de prophylaxie sanitaire et morale*, fondée le 31 mars 1901 par les soins du Professeur Alfred Fournier et constituée sous sa présidence, fut la première en date. C'est lui également qui a été l'instigateur des commissions permanentes de prophylaxie établies dans chaque pays près le ministère de l'Intérieur et chargées de centraliser les renseignements relatifs à la prophylaxie des affections vénériennes.

3° *Face.* — ALFRED. FOURNIER. DE. L'ACmie DE. MEDECINE. Inscription circulaire. Buste tourné à gauche, tête nue, revêtu de la robe professorale, avec la cravate de commandeur de la Légion d'honneur. Au-dessous : J. C. CHAPLAIN | 1902.

*Revers.* — Le professeur Fournier, de profil à droite, est assis en costume d'hôpital, calotte et tablier. La main droite, posée sur les genoux, tient une loupe à manche. Il s'appuie du coude gauche sur une table couverte d'un tapis et portant un encrier, une plume et du papier. L'avant-bras gauche est levé, l'index tendu vers un Amour nu, déjà adolescent, pour lui recommander la prudence : celui-ci est guéri et a jeté sa béquille à terre ; il envoie un baiser à son sauveur et s'envole vers de nouveaux plaisirs ; il tient son arc de la main gauche et serre contre sa poitrine un carquois bien garni. A l'arrière-plan et en haut, une planchette supportant divers flacons. En bas et à droite, en trois lignes : J. C. | CHAPLAIN | 1902.

Médaille en bronze, offerte par souscription au professeur Fournier pour sa soixante-dixième année et sa sortie du professorat. Module 68 mm. Ma collection.

### Statue de Ricord.

Elle se dresse sur le boulevard Port-Royal, devant l'entrée de l'hôpital Cochin (ci-devant hôpital du Midi), c'est-à-dire à la porte même de l'hôpital que Ricord a illustré par ses travaux sur les maladies vénériennes. Le célèbre syphiligraphe est représenté debout, avec le tablier de visite. Il tient de la main droite la lancette qui lui a servi à pratiquer l'inoculation du chancre mou. Sur le socle de la statue, on lit à droite : *Thiébaut. frères. fondeurs*, et à gauche : *E. Barrias 1892*. Le piédestal en pierre porte cette simple inscription : PH. RICORD, au-dessous de laquelle est gravée une coupe entourée d'un serpent.

---

Nous voici parvenus à la période contemporaine; nous devons nous arrêter. Pourtant, nous ne pouvons passer sous silence les célèbres *Sonnets du Docteur*, de Camuset (1884), œuvre spirituelle d'un médecin lettré. Qui n'a lu, qui ne sait par cœur ces sonnets charmants, qui sont intitulés *Blennorragie* (p. 15), *Maladies secrètes* (p. 23), *Préservatifs* (p. 26) et *le Spéculum* (p. 27)?

L'époque actuelle nous offrirait encore une ample moisson de documents, car les nombreux journaux satiriques qui se publient actuellement sont riches en dessins qui pourraient rentrer dans notre étude. La récolte serait d'autant plus facile que, même au XVIIIe siècle, l'art et la littérature n'ont jamais atteint un degré de licence comparable à celui d'à présent. Nous nous arrêtons, car nous reculons devant la tâche qu'il nous faudrait accomplir.

Nous avons voulu prouver que les maladies vénériennes, négligées à peu près complètement par les auteurs qui ont écrit sur la médecine artistique, avaient pourtant inspiré les poètes et de nombreux artistes : peintres, graveurs, sculpteurs, graveurs en médailles ; nous avons eu l'unique pensée de faire œuvre d'historien, et non de rassembler des documents qui tombent souvent dans le vulgaire et le grivois. Il nous eut été facile de citer des images ou des textes licencieux ; nous avons autant que possible évité cet écueil, et si, par hasard, nous avons dépassé les bornes de la bienséance, il faut en voir uniquement la cause dans la nature même du sujet que nous devions traiter.

www.ingramcontent.com/pod-product-compliance
Lightning Source LLC
LaVergne TN
LVHW012016160826
845678LV00002B/870

*9782329667270*